LA VACCINATION

ET

LA REVACCINATION OBLIGATOIRES

LA VACCINATION

ET

LA REVACCINATION OBLIGATOIRES

PAR

LE DOCTEUR CHABANNES

(DE VALS).

(Lu au Congrès médical de Lyon, septembre 1872.)

LYON

IMPRIMERIE D'AIMÉ VINGTRINIER

Rue de la Belle-Cordière, 14.

MDCCCLXXII

LA VACCINATION

ET

LA REVACCINATION OBLIGATOIRES

La Commission du Congrès a énoncé pour première question : Des épidémies de variole.

Elle a ajouté un commentaire :

« La Commission avertit que la nature de la question com-
« porte l'étude des moyens à employer pour prévenir la
« formation ou pour arrêter la marche des épidémies de
« variole..... ... »

De ces moyens, Messieurs, le seul efficace, à mon avis, c'est la vaccination et la revaccination obligatoires.

Je viens demander au Congrès de sanctionner cette proposition, et de la revêtir ainsi de la force qui doit l'imposer aux législateurs.

Première partie. — Par-dessus toutes les questions soulevées à propos des qualités du vaccin, de ses origines, de la durée de sa puissance, plane une vérité, axiome médical, qui n'a jamais rencontré de contradicteurs en nombre sérieux : Cet axiome, c'est la vertu préservatrice du vaccin.

Une autre vérité admise aussi universellement, c'est la propriété contagieuse de la variole.

Circonstance rare en médecine, le problème de l'extinction de la variole s'appuie donc sur deux connues incontestées :

1° Contagiosité de la maladie.

2° Préservation par la vaccine.

Formule que l'on peut énoncer de la manière suivante, en conservant aux mots leur sens le plus rigoureux :

A. Par la variole, l'homme devient un foyer d'infection pour l'espèce humaine.

B. Par la vaccine, l'homme devient un être incapable d'infecter, du moins mortellement, ses concitoyens.

En présence du concert à peu près unanime qui proclame ces vérités toujours et partout où elles sont énoncées, j'ai le droit de négliger les très-rares notes discordantes qui se sont élevées contre la vaccine et de maintenir l'expression d'*axiome médical* qui leur est due.

· Devant des faits d'une telle certitude, devant des moyens si faciles de préservation, l'esprit ne reste-t-il pas frappé de consternation et d'étonnement à la pensée que la moitié peut-être des citoyens français, non-seulement ne sont point personnellement garantis par la vaccine, mais jouissent encore du droit de rester impunément exposés aux atteintes d'une contagion qui les transforme fatalement en foyers infectieux vis-à-vis de leurs semblables ?

Nous plaignons fréquemment certains peuples qui s'abandonnent en aveugles aux volontés du destin. Et quel nom mérite un peuple qui connaît un remède sûr contre la plus meurtrière des épidémies, et qui ne s'en sert presque pas, se contentant d'étudier platoniquement les faits et gestes du fléau qui le décime ?

Que nous a appris la grande épidémie de 1870 ? Une seule chose : venant après tant d'encouragements donnés de toutes parts et depuis si longtemps à la propagation de la vaccine, elle nous démontre une fois de plus, combien est puéril l'espoir d'éteindre la variole par les vaccinations bénévoles.

Sans aucun doute ces épidémies offrent à l'observateur des genres variés, elles affectent des formes, des types divers qui peut-être ne sont point complètement perdus pour le traitement; mais, du point auquel je me suis placé, ce sont de minces détails que je n'ai pas à examiner.

Pour moi comme pour tous les médecins, toute épidémie de variole implique la contagion et la possibilité de la préservation par la vaccine. Notons encore un autre de ses grands caractères : c'est une certaine préférence pour les plus jeunes sujets.

De là, deux catégories distinctes à établir dans les victimes de la variole :

Les varioleux victimes coupables.

Les varioleux victimes innocentes.

Pour plus de clarté, je vais prendre les chiffres que me fournit en 1867-68 l'observation d'une épidémie de variole importée à Aubenas (Ardèche), par un marchand ambulant nommé Chabaud.

Je ne parlerai que des morts ; je néglige volontairement et les varioleux non vaccinés et ceux qui, ayant été vaccinés, furent atteints et ne succombèrent point, heureux de ne payer que par de longs jours de souffrance l'incurie des parents de Chabaud d'abord ; et de Chabaud lui-même plus tard ; car Chabaud n'avait pas été vacciné.

Sur 26 morts de la variole durant cette épidémie, 7 àgés de plus 20 ans payèrent de leur vie leur tort de ne s'être point fait vacciner.

Ce sont-là des victimes coupables de négligence; 10 âgés de plus de 3 ans et de moins de 20 furent des victimes innocentes de l'incurie de leurs parents.

Il est certain, en effet, qu'en dégageant les individus de cette dernière catégorie de toute responsabilité personnelle à cause de leur âge, ils auraient eu maintes occasions d'être vaccinés, si leurs parents ou tuteurs l'eussent voulu.

La société n'a-t-elle pas le droit de demander à de tels parents un compte sévère de leur négligence ?

9 étaient âgés de 1 jour à 3 ans. De ces 9, 5 avaient de 8 mois à 3 ans.

4 avaient de 1 jour à 8 mois.

Les parents des 5 premiers avaient pu rencontrer à leur vaccination des obstacles indépendants de leur volonté.

Admettons que ces 5 morts furent en très-grande partie les victimes *innocentes* de Chabaud et pour une faible part celles de la négligence de leurs parents.

Jusqu'à ce point de la démonstration, on peut rigoureusement reprocher aux 22 morts, au profit de Chabaud, de n'avoir pas été vaccinés, alors qu'ils auraient pu l'être presque tous.

Mais on ne peut plus tenir un tel langage en présence des 4 morts âgés de moins de 8 mois. A un âge si bas, bien des causes avaient pu contre-indiquer formellement la vaccination et la faire ajourner à un âge plus avancé. Ces quatre morts furent bien réellement les victimes impuissantes du poison importé par Chabaud.

La société n'a-t-elle pas non-seulement le droit, mais le devoir de protéger ces innocents ?

Le législateur a-t-il le droit de rester inactif devant une telle injustice ? .

Et remarquez que mon exemple est pris dans une ville pourvue de médecins et de sages-femmes tous également dévoués.

En le prenant dans les campagnes, ce n'est plus au nom de 4 morts qu'il faudrait réclamer, mais aussi au nom de ces 5 morts âgés de 8 mois à 3 ans dont la vaccination est matériellement impossible, à cause de l'éloignement et de l'absence de toute espèce de ressource.

Dans l'ordre moral, la loi atteint jusqu'à un certain point la corruption des masses, et Chabaud reste impuni dans sa coupable négligence.

Il est vrai que Chabaud est très-coupable, mais les parents des 10 ou 15 autres enfants morts, le sont-ils moins ? N'est-ce point par leur négligence que ces enfants sont devenus aptes à être infectés et à infecter les autres? Je le répète, ces parents sont coupables, parce que leurs enfants sont devenus varioleux par leur fait. La société a le devoir de se montrer plus sévère encore contre eux ; c'est au bas-âge, en effet, que la variole est la plus fréquente.

Après ces considérations, trop longues pour l'auditoire, car chacun de vous, Messieurs, les a faites bien avant ce jour, l'établissement de la vaccination obligatoire s'impose à l'esprit comme le seul remède à opposer au retour de ces épidémies petites et grandes qui tuent plus encore que les plus meurtrières inventions humaines.

L'universalisation de la vaccine, la loi qui la rendrait obligatoire en subordonnant les droits des citoyens à leur devoir, que dis-je, en leur assurant le premier de leurs droits, celui de vivre, ne seraient-ils pas un grand acte de justice en même temps que la barrière la plus efficace contre les progrès de la dépopulation.

Deuxième partie. — Je m'arrêterais là, Messieurs, persuadé que la cause est suffisamment instruite, si un devoir de convenance ne m'obligeait de vous apprendre que ma proposition n'est point nouvelle et qu'elle a été portée déjà devant une autre assemblée.

En 1868, je l'adressai en effet, au Sénat en forme de pétition, et je vous dois les motifs qui la firent honorer d'un ordre du jour non motivé.

Elle avait été précédée elle-même par trois autres pétitions identiques quant à l'objet demandé; mais aucune n'avait invoqué le devoir pour la société de protéger la classe des très-jeunes enfants, dont je viens de vous parler.

Négligeant de répondre à cet argument nouveau, le rapporteur s'en référa simplement à la réponse qui avait été faite un an auparavant, par M. le sénateur Conneau, à la pétition du docteur Monteils-Pons, de Florac.

Or, voici les principaux passages de ce rapport.

« *Le pétitionnaire* nous cite comme exemple à suivre ce qui
« se pratique en Angleterre et en Allemagne, où la vaccination
« est obligatoire chez les jeunes enfants, sous la responsabi-
« lité légale du père de famille. L'Angleterre, cette terre clas-
« sique de la liberté individuelle, voit le père de famille soumis
« à la plus vexatoire des obligations, celle de faire pratiquer
« sur son enfant une opération qu'il peut croire nuisible ou
« dangereuse pour la santé de ce qu'il a de plus cher au monde.
« Il en est de même en Allemagne. Nous ne croyons pas
« qu'on puisse imposer en France une loi semblable........
« A une époque comme la nôtre, où tout le monde invoque la
« liberté en tout et pour tout comme le plus grand, le plus
« enviable des biens, où elle est réclamée par l'écrivain, par le
« professeur, par le penseur, pourrions-nous proposer une loi
« qui annulerait la liberté la plus chère, la plus sacrée, la
« liberté du père de famille, la liberté de diriger comme il
« l'entend l'hygiène et l'éducation de ses enfants ? La répul-

« sion pour la vaccination n'est point chose rare ; on a vu
« même des médecins attribuer à cette pratique des inconvé-
« nients qu'ils croient très-sérieux. Il faut que la vérité se
« fasse place d'elle-même, qu'elle s'insinue par la persuasion,
« non par la contrainte et par la force.............. La loi
« d'ailleurs est-elle inactive et impuissante ? Non certes, car
« elle exige de l'enfant qui se présente à une école de l'Etat
« qu'il soit vacciné et force l'adulte qui est pris par le recru-
« tement de se soumettre à cette opération, s'il ne l'a point
« déjà subie. »

Telles sont, messieurs, les raisons données contre l'établissement de la vaccination obligatoire. La dernière épidémie
nous a déjà appris ce que vaut la vaccination propagée par la
persuasion ou par *l'action* de la loi dans *les écoles de l'Etat*.

L'argument principal, l'argument sur lequel le rapporteur
s'appuie le plus volontiers, c'est la crainte de violer la liberté
individuelle, la liberté du père de famille en lui imposant une
opération dont il peut n'être pas partisan...

Au lieu d'accorder une si large protection à cette liberté
oppressive, liberté d'espèce nouvelle, puisque, ne l'oublions
pas, elle conduit à faire de celui qui en bénéficie un foyer
d'infection fatal à ses concitoyens, n'est-il pas plus équitable
de se préoccuper de cette autre liberté qui est cent fois plus
individuelle, plus sainte et plus sacrée, car elle prime toutes
les autres, la liberté de vivre ?

L'enfant livré sans défense au contage du varioleux, l'enfant
que les nécessités de la vie empêchent de préserver, dès sa
naissance, contre le poison que l'ignorance ou l'incurie ont
accumulé dans l'organisme de son voisin, cet enfant n'est-il
pas le plus intéressant, ne mérite-t-il pas la plus large des
protections ?

Etant admise la certitude des propriétés préservatrices du
vaccin, la société n'a plus le droit de respecter telle ou telle
liberté secondaire, elle doit les sacrifier toutes pour arracher
le citoyen à la mort.

La liberté individuelle, la liberté du père de famille, la
liberté du propriétaire, toutes ces libertés ne sont-elles pas
atteintes chaque jour par les nécessités bien plus importantes
qu'exige la vie en société ?

La loi limite l'autorité paternelle dans l'intérêt hygiénique de l'enfant, quand elle fixe un minimum d'âge pour son admission dans les ateliers.

Dans l'ordre moral, elle rend l'instruction obligatoire.

La vaccination obligatoire ne s'impose-t-elle pas plus impérieusement encore, lorsqu'on songe que cette mesure a pour effet non-seulement de conserver les jours de ceux à qui elle est appliquée directement, mais encore les jours des nombreux individus qui meurent à chaque instant victimes du ridicule respect d'une liberté inavouable, la liberté d'empoisonner son voisin.

Il y a longtemps que la voix publique aurait fait justice de ces raisons liberticides si les médecins s'étaient appliqués à présenter le varioleux sous son véritable aspect ; c'est-à-dire, comme un foyer repoussant d'infection, dû le plus souvent à la négligence.

Des lois, des arrêtés subordonnent journellement notre bon plaisir à l'intérêt commun : ainsi, le conducteur de voiture est puni si une lumière n'annonce sa présence aux passants ; ainsi, le propriétaire d'un égout est forcé de le nettoyer ; voyageurs et marchandises sont retenus de longs jours dans les lazarets, sans qu'on se préoccupe des intérêts en souffrance ; l'animal malade est abattu par ordre ; l'adulte pris par le recrutement est vacciné malgré lui....

Tous ces arrêtés, tous ces règlements procèdent du même ordre de droits et de devoirs que la vaccination obligatoire.

Ainsi, les arrêtés sur l'échenillage n'ont pas pour but de contraindre un propriétaire à conserver son arbre en le purgeant d'un hôte dangereux : ils veulent seulement l'empêcher d'avoir un arbre qui puisse devenir un repaire d'ennemis pour les arbres voisins.

L'individu non vacciné est cet arbre.

La loi s'intéresse au sort des végétaux ; elle est à bon droit pleine de sollicitude pour la conservation de l'espèce animale ; elle nous assure ainsi cette liberté de vivre qui doit être le patrimoine de tous.

Par quelle étrange inconséquence la conservation des hommes semble-t-elle lui importer moins ?

N'est-il point vrai que si un préservatif de quelque épizootie, présentant la certitude et l'innocuité de la vaccine, eût été connu depuis . quatre-vingts ans , il y a longtemps que le législateur en eût fait bénéfier l'espèce animale en rendant son usage obligatoire ?

Il y a négligence coupable de la part des gouvernements à laisser impuni le citoyen qui refuse la vaccination pour lui ou pour ses enfants ; ils deviennent responsables de la mort que ces ignorants ou ces entêtés propagent autour d'eux.

La vaccine n'est pas un de ces remèdes douteux, agissant quelquefois ou manquant leur effet, selon les cas, et appréciés diversement par les praticiens ; elle est un spécifique tellement évident qu'une demi-mesure ne peut lui être appliquée. L'Etat n'a pas le droit de la négliger plus longtemps.

Par la gravité du problème qu'elle résout, par la grandeur des espérances qu'elle donne, ou la vaccine s'impose obligatoirement aux législateurs et aux peuples, ou elle est déchue de tous ses droits à la confiance publique. Dans cette dernière hypothèse, elle doit être exclue de toutes les institutions médicales et philantropiques qui ont poursuivi jusqu'ici sa propagation comme un service rendu à l'humanité ; son nom doit être désormais rayé, pour indignité et pour impuissance, de tous les budgets qu'alimentent la munificence de l'Etat, des départements et des communes.

Ma tâche est terminée, Messieurs ; à vous de juger si ma demande est trop radicale, si la vaccination universalisée est capable de l'anéantissement des épidémies de variole ou seulement de leur très-notable diminution ; si les cas fréquents de variole qui sont mis journellement à la charge de l'impuissance vaccinale, ne doivent pas être attribués aux pratiques défectueuses de la vaccination, à l'intervention de mains étrangères à notre art, à l'emploi de virus mal recueillis, mal conservés, d'origine et d'effets douteux encore, en présence des effets certains de l'ancien virus ?

A vous de juger si les épidémies qui sont en permanence sur notre sol et qui prélèvent sur nos populations un impôt si lourd, ne sont point dues au nombre de vaccinations et revaccinations annuelles, trop petit comparé à celui des naissances ?

S'il ne faut pas les attribuer à l'indifférence publique pour les vaccinations, à l'impossibilité qui résulte de l'éloignement et du mauvais état des routes, à la lassitude des vaccinateurs, dont le zèle et le dévoûment sans cesse invoqués ne reçoivent que des rémunérations nulles ou insignifiantes ; enfin et surtout à l'était précaire, négligé, du service général de la vaccine en France et particulièrement dans les départements pauvres ; expression regrettable de l'importance douteuse qu'ont paru reconnaître jusqu'ici à la vaccine les gouvernements et leurs conseils ?

Quelques mots sur l'application et la sanction pénale de cette loi, qui serait bénie des populations, parce qu'elle leur assurerait les moyens de vaccination qui leur manquent, auraient ici leur place naturelle ; mais est-il nécessaire d'indiquer les mesures propres à universaliser la vaccination dans un pays qui va décréter et réglementer l'instruction obligatoire ?

On lit dans la *Conférence médicale* de Paris (Discussion sur la variole et la vaccine), page 30 :

« On a calculé qu'avant l'introduction de la vaccine, il
« mourait annuellement en Angleterre 3,000 personnes par
« chaque million d'habitants, tandis que depuis cette décou-
« verte, il n'en meurt annuellement que 220 par million.

« Une des grandes autorités d'Angleterre en fait de vacci-
« nation, M. Marson, dit qu'à l'hôpital des varioleux, à
« Londres, pendant l'espace de vingt années, la proportion
« a été :

« Sur 100 sujets non vaccinés atteints de la variole. 35 décès.
« Sur 100 sujets prétendant avoir été vaccinés, mais
            ne portant pas de marques.......... 23.57
« Sur 100 sujets vaccinés portant une marque..... 7.73
« Sur 100   —   deux marques... 4.70
« Sur 100   —   trois marques ... 1.95
« Sur 100   —   quatre marques . 0.55
« Sur 100 sujets vaccinés ayant les cicatrices bien
            marquées 2.25
« Sur 100 sujets vaccinés ayant les cicatrices mal
            marquées 8.82
« Sur 100 sujets vaccinés ayant eu la petite vérole. 19. »

« M. Masson ajoute que : sur 40,000 cas de vaccination
« jennérienne, il n'a pas eu un seul cas de maladie commu-
« niquée par le vaccin.

« A l'hospice des varioleux de Londres, on exige la revacci-
« nation des gardes-malades, et, pendant l'espace de trente-
« deux années, pas une d'elles n'a été atteinte du fléau ; et, je
« le répète, on ne se servait que du vaccin jennérien. »